AF573576

FACULTÉ DE MÉDECINE DE PARIS.

TRAITEMENT
DES PLAIES

PAR LE

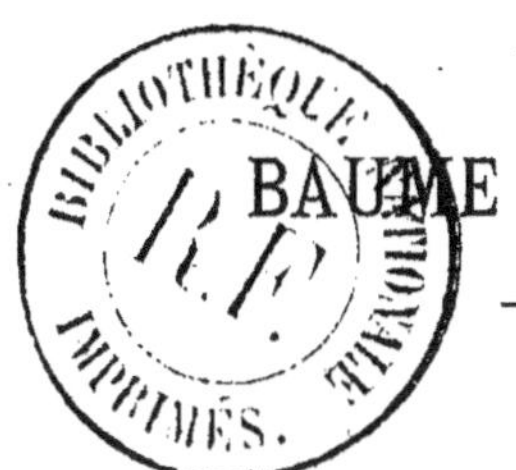

BAUME DU COMMANDEUR

THÈSE

POUR LE DOCTORAT EN MEDECINE

Présentée et soutenue

PAR

Prosper GOULARD,

Docteur en médecine de la Faculté de Paris,
Ancien interne des hôpitaux de Marseille,
Membre de la Société botanique de France.

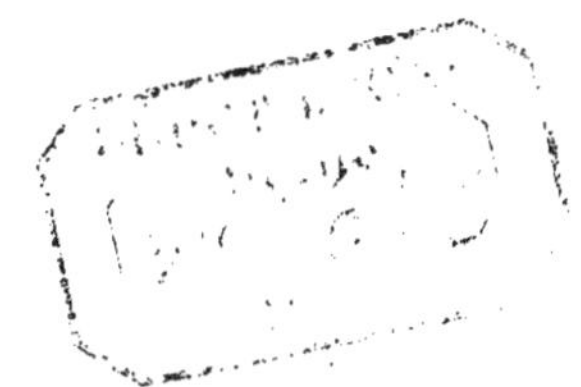

PARIS
A. PARENT, IMPRIMEUR DE LA FACULTÉ DE MÉDECINE
29-31, RUE MONSIEUR-LE-PRINCE, 29-31.

1879

A LA MÉMOIRE DE MON PÈRE

A MA MÈRE

A MES PARENTS

A MES AMIS

A mon Président de thèse :

A M. LE PROFESSEUR LE FORT.

A M. LE DOCTEUR COMBALAT

Professeur de clinique chirurgicale à l'École de médecine de Marseille.

A MES MAITRES

des Hôpitaux de Paris et de Marseille.

TRAITEMENT DES PLAIES

PAR LE

BAUME DU COMMANDEUR

Après les importantes discussions qui se sont élevées au sein de l'Académie de médecine, au sujet du traitement des plaies, après le succès et la vogue des pansements de Lister et d'Alph. Guérin, on nous taxera sans doute de témérité de venir proposer non pas un remède nouveau, mais un topique ancien, le baume du Commandeur, et de le trouver préférable en maintes circonstances aux autres remèdes employés jusqu'ici.

Nous éprouvons tout d'abord le besoin de nous disculper de ce premier reproche, en nous appuyant d'une part sur la pratique si judicieuse de notre excellent maître le Dr Combalat, de Marseille, d'autre part sur l'ancienneté même et la popularité dont ce médicament a joui si longtemps et jouit encore dans quelques contrées.

Les nombreux succès, obtenus par le professeur

Combalat au moyen du baume du Commandeur nous avaient vivement frappé depuis longtemps dès le début même de nos études. La pratique éclairée de ce chirurgien, son érudition, son dévouement, pour tout dire, qui lui ont valu tant de succès chirurgicaux, nous invitaient à chercher à bien nous rendre compte de ses méthodes.

Nous entreprenions dès lors sur l'historique du baume du Commandeur, sur son histoire chimique, des recherches dont le résultat dépassa notre attente. Nous restions de plus en plus persuadé, que pour le traitement des plaies, ce remède l'emportait sur la plupart des autres, surtout parce qu'il réunissait dans sa composition presque toutes les qualités des autres.

Avant d'exposer les faits cliniques qui seront comme la justification de nos préférences, il est indispensable d'étudier successivement les parties dont se compose ce médicament et ce qui nous importe le plus de ses propriétés chimiques et physiologiques.

Nous verrons ensuite comment pour le traitement rationnel des plaies, il répond au moins aussi bien que les topiques les plus vantés à tous les désiderata de la science.

Jusqu'à ces derniers temps, le traitement des plaies est resté la question la plus discutée, la plus difficile peut-être que les chirurgiens aient eu à résoudre.

Le professeur Dubreuil, de Montpellier, écrivait encore en 1869, dans sa thèse d'agrégation : « Le manuel opératoire est arrivé à un degré de simplicité et de perfectionnement remarquable. Aujourd'hui que grâce à l'efficacité de nos moyens hémostatiques, l'hémorrhagie n'est presque jamais un danger, et que l'anesthésie a supprimé la douleur, il semblerait de prime abord que la plupart des opérateurs, doivent avoir un heureux résultat! Qu'il est loin d'en être ainsi, et quelle désillusion éprouverait celui qui, imbu de cette idée, ouvrirait le nécrologe des hôpitaux de Paris! Il y verrait la mort survenant à la suite des opérations les moins importantes. »

Est-ce à dire pour celà qu'on ait dû en venir jusqu'à nos jours, pour trouver dans la pratique chirurgicale, un pansement des plaies, auquel les chirurgiens puissent se confier?

Parmi les épaves que nous ont laissées les civilisations grecques et arabes, la chirurgie n'avait-elle pas recueilli l'alcool et nombre de teintures alcooliques, dont la popularité s'est conservée dans le peuple, et que les médecins du commencement de ce siècle semblent avoir injustement dédaignées?

« Pendant le cours de nos études médicales (1827-1834), écrivait le Dr Lecœur, de Caen, j'aurais regardé comme un attentat aux doctrines alors en vigueur de panser les plaies autrement qu'à l'aide des émollients, des antiphlogistiques, des corps onctueux, des pourrissants, en un mot. »

Cependant la septicémie et l'infection purulente frappaient à coup redoublés, et il ne fallut rien moins que les désastres qui assaillirent dans leur pratique les plus habiles chirurgiens du milieu du siècle, pour décourager et faire douter les partisans les plus convaincus du système qui régnait alors en maître.

On en revint donc aux pansements à l'alcool, c'est-à-dire, *en partie*, à la pratique des anciens. Dans un travail qui fait époque pour cette œuvre de rénovation, le Dr Batailhé écrivait au sujet du traitement par l'alcool et les teintures alcooliques : « C'est tout un art à étudier, et à retrouver. »

C'est qu'en effet, théoriquement et pratiquement, ces teintures balsamiques, et en particulier le baume du Commandeur, réalisent une combinaison, ou plutôt une sorte de mélange dont toutes les parties ont une haute importance chirurgicale. Nous verrons bientôt qu'on ne saurait trop admirer aussi bien le choix des substances, que le savant manuel opératoire qui les associe entre elles.

Le baume du Commandeur est une teinture alcoolique composée ; c'est un médicament liquide où l'alcool exerce son action *dissolvante* sur diverses substances végétales. On la prépare de la manière suivante :

Racines d'angélique de Bohême.	16	grammes.
Fleurs d'Hypericum.	32	—
Alcool à 80° cent.	1125	—

Faites digérer à une douce chaleur, agitez de temps en temps, passez avec forte expression, et ajoutez :

Myrrhe.	16	grammes.
Oliban.	16	—

Faites digérer pendant plusieurs heures comme il a été dit précédemment et ajoutez :

Storax.	96	grammes.
Benjoin.	96	—
Aloès.	16	—

Et laissez macérer pendant quinze jours.

Cette préparation pourrait se faire par simple solution, car les résines et les baumes se dissolvent bien dans l'alcool ; mais, dit Soubeyran, on a préféré le procédé par digestion qui consiste à maintenir la préparation à un degré de chaleur inférieur à celui du degré de l'ébullition de l'alcool. On obtient ainsi, avec plus de facilité, une solution dont le degré de concentration est assez constant.

Remarquez encore que les diverses substances sont soumises à l'action de l'alcool dans l'ordre inverse de leur solubilité, sans cela les matières les plus solubles nuiraient à la dissolution des autres. (Soubeyran.)

Cette recette traditionnelle remonte, dit-on, aux plus beaux temps de la chevalerie, et sans doute elle date de bien plus longtemps encore. Dans quelques formules nouvelles, on trouve le storax liquide, remplacé par le baume du Pérou, et autres variations de peu d'importance, le baume du Pérou ayant presque exactement les propriétés du storax.

La réputation médicale des principales substances contenues dans le baume de Commandeur était grande dans l'antiquité, et chose singulière on discute encore, sur les plantes qui les fournissent, et sur les pays où on les récolte.

Les plus célèbres étaient l'oliban, la myrrhe et l'aloès.

L'oliban, *Boswellia serrata*? qui appartient à la famille des Burseracées (Térébinthacées), était très-connue et fort estimée des Egyptiens, des Phéniciens et des Arabes. Il en est question dans Théophraste, qui indique le pays des Sabéens, côte sud de l'Arabie, comme le lieu principal de sa production. Diodore confirme cette assertion et parle encore du grand commerce que les Phéniciens en faisaient. Au dire de Plutarque, Alexandre le Grand s'étant emparé de Gaza, en Palestine, envoyait en Macédoine 500 talents d'oliban et 100 talents de myrrhe. Hérodote raconte encore que les Arabes payaient chaque année à Darius un tribut de mille talents d'encens. De nos jours, c'est Aden et Bombay, qui sont encore les entrepôts très-actifs de cette substance. Elle provient toujours surtout de la côte sud de l'Arabie, du pays des Somalis. Et c'est pourquoi sans doute le baume du Commandeur porte aussi le nom de baume des Anglais.

La myrrhe, *balsamodendron myrrha* est encore une térébenthacée, dont la célébrité ne le cède point à celle de l'oliban. Et nous savons que les Egyptiens, qui se rendirent parfaitement compte de ses propriétés antiseptiques, l'employèrent en fumigations et pour les embaumements.

L'histoire de l'aloès n'est pas moins ancienne et pas moins intéressante. Aristote qui en connaissait toute la valeur n'avait pas manqué de recommander à son royal élève, Alexandre le Grand, de rechercher et de s'emparer du pays qui la produirait. Alexandre à son retour des grandes Indes, vint en effet tout exprès s'emparer de l'île de Socotora, où la plante se trouvait en abondance, il en chassa les habitants et les remplaça par des Grecs auxquels il enjoignit de conserver avec soin l'aloès, parce que sans lui on ne pouvait composer *certains médicaments souverains*. Et de fait encore aujourd'hui l'aloès soccotrin est un des plus estimés.

Cet aperçu historique, si bref qu'il soit, suffit pour conclure à l'importance que les anciens attachaient à toutes ces résines, importance que les découvertes de la science moderne ne tendent certes pas à diminuer.

Nous ne nous attarderons pas à la description botanique de ces plantes, et aux diverses discussions qu'elle pourrait entraîner, non plus qu'à l'étude chimique de chacune d'elles prises en particulier.

Une étude générale répondra, je pense, beaucoup mieux à notre but, qui est d'expliquer surtout, quand et comment s'effectue l'action du baume du Commandeur dans le traitement des plaies. Nous espérons déduire de là qu'il répond au traitement rationnel, tel qu'on le comprend aujourd'hui savoir: 1° *diminuer la suppuration*; 2° *produire une occlusion qui s'oppose à l'accès de l'air ambiant*; 3° *entourer la plaie d'une atmosphère antiseptique.*

Pour atteindre ce but, le baume du Commandeur se compose d'un grand nombre d'éléments, que nous ramènerons d'une manière générale à quatre catégories principales : 1° l'alcool, 2° les résines, 3° les gommes et mucilages, 4° les huiles essentielles.

L'alcool agira non seulement par lui même sur l'élément de suppuration, mais encore il dissoudra les résines et les huiles essentielles.

Les gommes et mucilages qui sont associées aux résines à l'état de nature, en seront séparées ici par l'action de l'alcool, et donneront à la liqueur sa viscosité.

Les huiles essentielles joueront un rôle antiseptique en même temps qu'elles fourniront un parfum agréable.

Alcool. — Ce fut en 1859 que MM. les Drs Bataillhé et Guillet, dans trois mémoires successivement présentés à l'Académie de médecine, signalèrent l'alcool comme moyen de pansement et firent connaître quelques-unes de ses qualités. Ils insistèrent particulièrement sur ce fait que *l'alcool détermine la formation d'un coagulum à l'embouchure des vaisseaux veineux et lymphatiques*, formation encore d'une substance blanche, mamelonnée, tomenteuse, sorte de pellicule albumineuse qui dissimule la plaie tout en la protégeant.

Plus tard, M. de Gaulejac et surtout M. Chédevergne dans une thèse souvent citée (Sur le traitement des plaies chirurgicales et traumatiques par le pansement à l'alcool), et sous l'inspiration du professeur Nélaton, signalaient un autre mode d'action de l'alcool, celui de désorganiser les globules de pus, fait que M. Chedevergne observa au microscope, et qu'il est facile de répéter après lui. Voici le passage en question :

« Au moment même du passage de l'alcool entre les deux lames de verre qui recèlent le pus, on voit les cellules changer complétement d'aspect ; leur membrane d'enveloppe est anéantie ; elle disparaît pendant que le noyau reste intact et qu'une multitude de granules infiniment plus petits que le globule primitif et aussi que son noyau se montrent et remplacent les globules. Sur la même préparation, si on suit pas à pas les phénomènes qui s'y passent, on peut saisir toute la série des transformations. On trouve d'un côté des granules isolés qui nagent dans le liquide, d'autres réunis en groupe qui ressemblent tout à fait à une masse de vésicules graisseuses, groupes arrondis de même forme et de même diamètre que les cellules, enfin des celiulles entières dont on voit subitement l'enveloppe s'évanouir, pour laisser à nu le contenu. L'alcool détruit donc le globule purulent en dissolvant son enveloppe, et il se précipite à sa place un certain nombre de granules. Ces granules sont, les uns albumineux, les autres graisseux; il paraît y avoir un mélange en proportion différente de ces deux éléments, suivant les cas. Ce sont les parties que l'on rencontre à la surface de la plaie et de la charpie du pansement, comme je m'en suis assuré plusieurs fois; ce sont elles qui, réunies aux filaments les plus fins de cette dernière, et aussi à de l'albumine liquide, vont constituer cette croûte blanchâtre que nous décrivions tout à l'heure à propos de la cicatrisation sous-crustacée. Dans quelques circonstances, il s'y ajoute du sang. L'aspect change, ou plutôt la coloration, mais au fond c'est toujours le même mode de protection. Ainsi donc, s'il s'établit à la surface de la plaie une résorption, ce ne peut être une résorption de pus, celui-ci étant remplacé par une substance émulsive, une espèce de liquide laiteux composé d'eau, de substances albuminoïdes et de graisse.»

Ainsi donc, le globule purulent est détruit par l'action de l'alcool et il ne reste plus que les granules graisseux et albuminoïdes en suspension dans le liquide de la surface bourgeonnante, et que l'alcool est impuissant à absorber. Ce rôle appartiendra aux résines qui, comme nous le verrons, vont se transformer en une sorte de savon et dissoudre les molécules graisseuses.

Baumes et résines. — Les résines sont des corps de provenance végétale qui dérivent des huiles éthérées, desquelles elles proviennent surtout par oxydation et aussi par l'évaporation d'autres parties composantes liquides. Toutes les résines contiennent plus ou moins d'huiles éthérées, et on est d'accord sur ce fait que les résines doivent justement à la présence de ces huiles essentielles la vertu excitante qu'on leur attribue et sur laquelle, du reste, nous reviendrons longuement.

Les résines n'ont pas toutes la même consistance. Ainsi, par exemple, le storax est liquide, l'oliban et la myrrhe sont dures et consistantes. Les unes sont molles parce qu'elles retiennent tant d'huile éthérée qu'elles restent presque liquides ; et alors si, de plus, elles contiennent des acides benzoïque ou cinnamique, elles prennent le nom de baumes. Celles qui sont pauvres en substances volatiles sont dures et résistantes et, par cela même, moins énergiques ; d'autres encore, pauvres en résines mais riches en gommes et mucilages, sont moins énergiques encore et portent le nom de gommes résines.

« On a distingué, dit M. Würtz à l'article *Résines*, les résines ou baumes en gommes-résines et en résines proprement dites. Mais si l'on enlève les acides aux baumes, on obtient de véritables résines : telles sont les résines de benjoin ; de même, en traitant les gommes-résines par l'alcool, on en sépare la matière résineuse. »

C'est ainsi que les vraies résines seront celles qui ne contiennent ni essences, ni acides aromatiques, ni gommes.

L'action physiologique produite par ces produits

complexes est due aux huiles éthérées et aux acides résineux. Toutefois vous verrez que, dans notre médicament, la part d'action des gommes et mucilages, bien que purement protectrice, est extrêmement importante.

Etudions uniquement, dans le paragraphe qui va suivre, l'action des vraies résines que nous allons considérer comme des *acides résineux*.

Les travaux déjà anciens de Untervorben et Kopf ont établi qu'avec les résines qu'ils appellent négatives (par opposition aux résines indifférentes qui n'ont pas de tendance à s'unir aux bases) on peut obtenir des sels auxquels ils donnent le nom de *résinates*, et que l'on a encore appelés *savons de résines*. Les savons de résines qui résultent de la combinaison de ces corps avec les bases énergiques ne sont pas précipités par le chlorure de sodium, comme les savons ordinaires. Ils établissent encore que leur association avec les acides benzoïque et cinnamique lorsqu'ils s'y trouvent, ou avec les gommes, n'est pas *une combinaison*, mais un *simple mélange*, et ils sont parvenus en effet à les isoler par divers dissolvants, tels que : alcool, éther, acétate de plomb, etc., etc. Nous insistons beaucoup sur ce dernier résultat, qui établit que le baume du Commandeur n'est pas une combinaison mais un simple mélange de matières qui, toutes, réunissent leurs efforts pour la curation.

Le mémoire d'Untervorben avait été entrepris à un point de vue exclusivement chimique et comprenait encore l'étude de nombre de corps étrangers à ceux qui nous occupent ici ; nous n'avons extrait de ce travail que ce qui nous importe le plus.

Mialhe, en France, Weikart et Zeissl, en Allemagne, ont repris la question au point de vue plus restreint de la chimie biologique. Leurs expériences ont surtout porté sur l'effet produit par les résines dans le tube digestif et de là dans la circulation. Mialhe est arrivé à admettre que la partie purement résineuse peut devenir soluble sous l'influence des alcalins auxquels elles se combine et de là se trouver absorbée dans le torrent sanguin. D'autre part, Weikart et Zeissl ont démontré que les acides résineux saponifiés se trouvent dans les urines, d'où ils sont parvenus à les précipiter au moyen de l'acide nitrique : sans doute, ajoutent ces auteurs, ils se sont formés aux dépens des sucs digestifs de réaction alcalines (suc entérique, pancréatique et bile), et c'est alors que, transformés en savons résineux, ils ont été absorbés dans le sang. Ce serait à leur apparition dans les urines que les résineux et balsamiques devraient la plus grande partie de leur action antiblennorrhagique, action purement locale, ainsi qu'il résulte du fameux cas de Ricord qui vit guérir avec les balsamiques une gonorrhée dans un urèthre fistuleux, et seulement dans les points où l'urine pouvait se trouver au contact de la muqueuse malade.

Les savons résineux diminuent donc ou arrêtent la formation des globules purulents, *non pas en agissant sur les substances protéiques de ces cellules, mais en leur soustrayant les matières grasses, neutres ou acides.*

Peut-être, au moyen d'une potion appropriée, la présence dans le sang des savons résineux, diminuerait-elle d'une manière analogue les suppurations chroniques et les ulcères. C'est un point qu'il ne nous a pas été donné d'expérimenter encore, bien que le fait ne soit pas nouveau. On lit en effet dans les vieilles pharmacopées qu'autrefois, au siècle dernier par exemple, on donnait la solution de baume de Commandeur à la dose de 10 à 30 gouttes dans une potion pour des cas de suppuration. Mais d'une part, sans doute, la quantité minime de résine qui pénètre ainsi dans la circulation ; d'autre part, l'indigestibilité des résines vraies, ont fait tomber cette pratique en désuétude.

Dans la question particulière qui nous occupe, celle du contact des résines avec les plaies extérieures, les conditions de saponification des acides résineux seront tout à fait analogues. Qu'on se reporte en effet aux analyses les plus récentes du produit de suppuration, celles du professeur Robin, par exemple, on remarquera de suite la quantité considérable de sels alcalins que renferme le sérum du pus ; nous trouvons donc dans le pus les bases nécessaires pour la saponification des acides résineux contenus dans le pansement au baume du Commandeur. Et, en effet, l'absorption des molécules graisseuses se fait tant que les savons de résine n'en sont pas absolument saturés, ainsi qu'on peut le vérifier.

Nous osons croire maintenant que la discussion qui précède établira scientifiquement l'action spéciale des résines contenues dans le baume du Commandeur, considérées seulement dans leur rôle d'acide résineux. Cette action est distincte de celle des essences qui les accompagnent, et sur laquelle nous allons nous étendre longuement tout à l'heure.

Deux faits sont dès lors établis : 1° action de l'alcool qui coagule l'albumine et désorganise le globule de pus ; 2° action de la résine vraie, ou pour ainsi dire, des acides résineux qui, saponifiés, s'emparent en sous-œuvre, pour les dissoudre, des granulations graisseuses restées libres à la surface de la plaie par suite de l'action de l'alcool.

Cette action spéciale sur la partie solide du pus est d'une importance capitale mise en relief, surtout dans ces derniers temps, par les travaux de Chauveau, de Lyon.

En outre de l'action nocive de l'air ambiant par les germes qu'il contient, on s'était demandé si le pus, altéré ou non, n'avait pas par lui-même une action malfaisante. Une foule d'expériences variées et des plus délicates furent instituées à l'effet de connaître les propriétés phlogogènes du pus. Il s'agissait de savoir quelle pourrait bien être l'action du pus mis en contact avec les tissus sains, soit au point de vue de l'nflammation locale, soit à celui de la réaction fébrile générale.

Chauveau publiait en 1872 le résultat de ses recherches tant sur le pus sain que sur le pus putride.

Il chercha d'abord à déterminer l'action comparative des divers éléments du pus sain : 1° pus pourvu de tous les éléments ; 2° sérum et granulations (les globules ayant été éliminés) ; 3° sérum pur ; 4° éléments solides du pus.

Des manipulations délicates ayant amené la séparation de ces diverses parties, il possédait ainsi les matériaux pour établir la part qui revient à chacun d'eux dans l'action phlogogène du pus.

Pour le pus sain, Chauveau est donc arrivé aux conclusions suivantes :

1° Pourvu de tous ses éléments, étendu de deux parties d'eau et injecté dans le tissu cellulaire, il produit un phlegmon aigu.

2° Le sérum et les éléments granuliformes ont une action phlogogène sensible, quoique beaucoup moins active que celle du pus complet.

3° Le sérum pur ne détermina aucune inflammation.

4° L'injection des éléments solides du pus, isolés du sérum, produisit une inflammation aussi intense que celle du pus complet.

Et Chauveau conclut que c'est aux éléments solides que le pus contient qu'il faut attribuer son pouvoir inflammatoire.

D'autres expériences établirent encore que le pus d'un abcès froid qui contient moins d'éléments solides que le pus épais d'un abcès chaud, déterminait une inflammation moins considérable, et que d'une manière générale la violence de la réaction inflammatoire augmentait avec la quantité injectée.

Il expérimenta ensuite avec le pus putride qu'il prend soin de distinguer du pus putréfié, le premier étant le siége de phénomènes de putréfaction en voie de s'opérer, le second ne contenant plus que des éléments ayant perdu les caractères morphologiques du pus ordinaire.

Le pus putride employé pur est d'une activité extraordinaire; il donne lieu à des phlegmons gangréneux mortels, à une réaction générale épouvantable. Ces phlegmons contiennent peu de pus et des bactéries.

Etendu de six fois son poids d'eau, il produit encore des accidents très-graves.

Etendu de douze fois son poids d'eau, ce pus produit un phlegmon franc avec pus absolument sain.

Il résulte donc du travail de Chauveau que le pus est dangereux surtout par l'élément solide qu'il contient et que le danger s'accroît si le pus subit la fermentation putride.

On s'explique dès lors tout le soin que nous avons mis à démontrer l'action dissolvante exercée par les résines pures sur l'élément graisseux qui constitue en grande partie les molécules solides du produit de suppuration.

Cette action dissolvante se manifeste rapidement, et quand elle s'est produite, toute mauvaise odeur disparaît. Ce phénomène de la disparition presque subite de la putridité est certainement celui qui frappe le plus le malade et ceux qui l'environnent, et nous aurons, dans le cours de nos observations, l'occasion d'en donner un exemple des plus remarquables.

C'est une heure environ après l'imbibition du pansement que l'action produite, est le plus sensible ; si à ce moment on fait sourdre par pression une certaine quantité du produit de sécrétion, on obtient un liquide quasi transparent, semblable à de l'eau de riz. Examiné au microscope, il contient un petit nombre de granulations et des débris épidermiques ; toutefois cette sécrétion sera plus trouble vers le soir, quand le liquide médicamenteux, déjà en grande partie saturé, n'agit plus assez pour absorber les globules purulents qui émigrent sans cesse vers la surface bourgeonnante.

Cette surface bourgeonnante au contact du baume devient rouge; les bourgeons sont petits et serrés, mais sans doute ce résultat dépend plutôt de l'action des essences, et nous y insisterons plus loin. Notons seulement maintenant que cet état spécial de resserrement des bourgeons coïncide avec une diminution dans la production des cellules embryonnaires en voie d'émigration.

Le rôle de l'alcool et des résines étant, croyons-nous, en grande partie fixé, nous arrivons à celui des gommes et mucilages, qui nous seront surtout fournis par l'angélique, le millepertuis, la myrrhe et l'olibau, auxquels l'alcool a soustrait la résine pure.

C'est aux gommes et mucilages que nous devrons de considérer le baume de commandeur comme un pansement par occlusion.

La nécessité de ces sortes de pansements n'est parfaitement démontrée que depuis les belles recherches de Pasteur.

Il est vrai que bien auparavant déjà, Chassaignac d'abord, puis MM. Laugier et Alph. Guérin ensuite, revendiquaient à la fois la priorité de son emploi. La querelle qui s'ensuivit servit encore à attirer l'attention sur les beaux résultats qu'ils obtinrent.

A la même époque, en vain Nélaton et son école déployaient-ils les ressources de leur érudition et de leur habileté chirurgicale, en vain avaient-ils justement préféré le pansement à l'eau-de-vie camphrée, aux émollients et aux autres corps gras; la septicémie et l'infection purulente faisaient encore trop de victimes dans les salles de leurs hôpitaux.

On tâtonnait à la recherche d'un moyen de résister à ces fléaux, quand les travaux de Pasteur vinrent enfin en donner l'explication scientifique. Cette explication donnait une nouvelle importance aux pansements par occlusion et inspirait encore la méthode dite antiseptique.

En 1863, Pasteur écrivait ce qui suit dans les Comptes rendus de l'Académie des sciences : « La putréfaction est déterminée par des ferments organisés du genre *vibrio*. Dans le liquide qui entre en putréfaction, on constate l'apparition de petits infusoires du genre *monas corpusculum* et *bacterium termo*. Ces organismes se nourrissent d'*oxygène* libre, puis ils meurent et tombent au fond du vase.

Alors seulement commencent à se montrer les *vibrions*, ferments qui n'ont pas besoin d'oxygène libre pour vivre, et la putréfaction commence... »

Il n'entre pas dans notre programme de donner une analyse complète de ce travail. Les quelques lignes qui précèdent indiquent assez le danger qui menace les plaies relativement à l'air ambiant et aux infiniment petits qui y voltigent sans cesse. Qu'elles suffisent toutefois pour établir l'importance du pansement par occlusion que nous revendiquons dans le cas actuel.

Les gommes et mucilages qui donnent au baume sa viscosité vont agglutiner entre elles les fils de charpie qui composent les plumasseaux et soustraire très-exactement la partie malade au contact de l'air. Les *plumasseaux* devront être *épais*, dépasser *largement les imites de la lésion* et maintenus en place par des tours de bande peu serrés. La partie supérieure et externe s'étant rapidement désséchée protégera l'inférieure, celle qui est au contact de la plaie, contre une évapo-rapide.

Elle formera comme une croûte impénétrable à l'air ambiant et aux impuretés extérieures. Enfin, par son épaisseur même, elle constituera un réservoir suffisant pour donner à l'alcool et aux résines le moyen d'agir comme nous l'avons démontré plus haut.

Le pansement par occlusion mérite encore d'être ration trop classé parmi les pansements retardés.

Une fois mis en place, à moins de complications telles que nécroses osseuses, etc., il doit y rester huit ou dix jours au moins. Simplement trois fois par jour, on se contente d'imbiber de nouveau entièrement les plumasseaux de charpie. Tous les huit ou dix jours seulement, le chirurgien, par mesure de prudence, relèvera ce pansement pour constater les progrès de la cicatrisation, et ce sera le cas de le renouveler.

Aujourd'hui la grande majorité des chirurgiens adopte le principe de l'occlusion.

« Que l'on doive incriminer, dit le professeur Verneuil, l'action pathogénétique des liquides altérés ou des microzoïdes eux-mêmes, toujours est-il que la plaie ouverte est un danger permanent qui dure aussi longtemps qu'elle. »

Dans la description que nous venons de faire du pansement au baume, nous avons, sauf erreur, le type du pansement par occlusion et l'on voit que, empiriquement, ceux qui employaient jadis le pansement au baume faisaient un pansement par occlusion dans toutes les formes. Ajoutons encore que son application est d'une simplicité des plus remarquables.

D'après tout ce qui précède, on conclurait déjà presque malgré soi que l'inventeur ou les inventeurs du pansement au baume du Commandeur devaient être de très-savants médecins.

Et du reste il ne répugne pas d'admettre que les civilisations égyptiennes et arabes, si remarquables au point de vue des sciences exactes, mécanique, mathématiques, aient atteint également une très-grande hauteur dans les sciences médicales et chirurgicales.

Quoi qu'il en soit, nous arrivons à la quatrième partie de ce travail, à celle qui regardera plus spécialement la méthode antiseptique. Les huiles éthérées contenues dans les sept plantes qui constituent les espèces végétales du baume, se chargent de liquider cette question et complètent absolument tout ce que la science actuelle réclame d'un bon pansement des plaies.

Les huiles éthérées sont des liquides très-volatils, ayant une odeur et une saveur particulières qu'on est convenu d'appeler aromatiques. Presque insolubles dans l'eau, ces huiles se dissolvent très-bien dans l'alcool, l'éther et les huiles grasses.

Exposées à l'air, elle s'emparent de l'oxygène et deviennent en vieillissant plus lourdes, plus dures et beaucoup moins odorantes; elles passent ainsi peu à peu à l'état de résine qui, comme on sait, ne sont autre chose que des oxydes des huiles élhérées et que l'on rencontre sans aucun mélange dans les baumes, par exemple; dans le storax liquide et dans le benjoin. Cette avidité que les huiles éthérées possèdent pour l'oxygène, lorsqu'elles s'évaporent au contact de l'air, ne pourrait-elle pas expliquer une partie de leur vertu antifermentescible et antiseptique. On sait en effet, d'après les expériences de Pasteur, que l'oxygène joue un rôle essentiel dans le phénomène primordial de la putréfaction.

Nous nous contenterons de rappeler les nombreuses applications qu'on fait des huiles éthérées en pathologie interne, et nous passons de suite à l'étude de leur action purement externe.

Leur application locale produit un peu de turgescence hyperémique, augmente tout d'abord et pour très-peu de temps la sécrétion et la sensibilité de la partie; puis bientôt la douleur passe; les capillaires, un instant dilatés, se resserrent, et le travail de nutrition, jusque-là torpide, reprend avec une nouvelle vigueur.

On peut constater ce fait par l'aspect de bourgeons charnus qui, pâles et flasques jusqu'alors, deviennent bientôt rouges, petits et serrés. Ces petites houppes capillaires qui constituent les granulations de la surface bourgeonnante, se sont évidemment ranimées, contractées sous l'action excitante des essences. C'est alors que les tissus doués de peu de vitalité ou nécrosés se séparent des tissus sains, et le processus cicatriciel s'effectue rapidement et sans obstacle.

Les huiles éthérées qui nous occupent détruisent non-seulement les ferments organisés d'un ordre inférieur, mais encore les parasites végétaux et animaux d'un ordre bien plus élevé.

C'est un fait reconnu depuis longtemps par une foule de médecins.

Pasteau et Schultze vantent la teinture de storax liquide contre l'acarus de la gale ; elle tue les parasites en vingt minutes environ.

Trousseau recommande la résine de benjoin contre l'acné et le pityriasis qui, comme on sait, est une affection du cuir chevelu causée souvent par un parasite végétal.

La solution alcoolique de résine de benjoin saturée de résine, puis additionnée d'une petite quantité d'eau, donne lieu à un précipité blanc pulvérulent qui donne à la solution une teinte lactescente. C'est ce que l'on connaît sous le nom de lait virginal et qui sert aux femmes pour enlever les taches de rousseur qui dépendent aussi d'un parasite végétal.

La myrrhe, dont on a pu extraire non-seulement une résine appelée *myrrhine*, mais une huile éthérée appelée *myrrhole*, est encore employée comme dentifrice et, à ce titre, elle débarrasse merveilleusement la bouche de la fétidité produite par la carie dentaire. Cette fétidité provient d'une putréfaction dont l'examen microscopique même superficiel rend parfaitement compte. On voit alors sous le champ du microscope des centaines de vibrions qui, comme on sait, sont un des caractères de la putréfaction.

Une poudre dentifrice, additionnée d'huile éthérée de myrrhe, détruit cette fétidité presque instantanément.

N'oublions pas non plus son action antinévralgique qui l'a fait employer sous forme d'emplâtres. Dans l'application du pansement au baume, après avoir éprouvé une cuisson du reste très-supportable, le malade accuse de lui-même un bien-être considérable. Les mouvements et les manipulations de la partie malade qui jusque-là lui arrachaient des cris de douleur, deviennent sinon indolores, du moins très-faciles à exercer.

L'action des acides benzoïque et cinnamique, bien étudiée pour les affections internes, est assez obscure dans le cas qui nous occupe. Les essences qui les accompagnent toujours en plus ou moins grande quantité, semblent avoir une influence thérapeutique.

La composition moléculaire de ces deux acides se rapproche assez sensiblement de celle de l'acide phénique que nous voyons régner en maître, aujourd'hui parmi les désinfectants. Ce dernier acide ne devrait-il pas aussi ses propriétés antiseptiques, à l'essence qui lui vaut son odeur qui est loin d'être agréable? Tandis que son action irritante lui appartiendrait en propre? La vertu antiseptique de l'acide phénique éprouvée par tant de succès soit en Allemagne, soit en Angleterre, est assurément incontestable. Mais il ne faut rien lui demander de plus.

Au rapport même de Lister, qui a le plus contribué à sa renommée, l'acide phénique irrite non-seulement la plaie, mais encore les tissus sains. La peau de la main des aides du chirurgien et celle du chirurgien lui-même devient le siége d'une légère desquamation. Aussi on peut affirmer que ce pansement, loin de diminuer la suppuration, tendrait plutôt à l'augmenter. Des lors, on en est à se demander si le fameux « *protective* » de Lister n'abriterait pas autant la plaie contre le phénol, que contre l'air extérieur. On nous accordera, je l'espère enfin, que l'odeur douce et suave du baume remplace avantageusement l'odeur âcre et souverainement désagréable de l'acide phénique ; et cette considération n'est certes pas sans valeur tant pour le malade que pour le chirurgien.

L'action que nous attribuons aux huiles éthérées, considérée comme antiseptique, pourrait faire croire que nous admettons sans réserve la théorie antiseptique, telle que la soutiennent surtout MM. Guérin, Pasteur et Lister. Pour ces auteurs, les germes sont les seuls agents de putréfaction et de *complication* des plaies. Est-ce donc aux huiles éthérées qu'il convient d'attribuer la plus grande part dans la curation? On nous excusera certainement dans cette thèse inaugurale d'hésiter à trancher une question qui divise les maîtres.

Si le germe est partout, objecte avec raison le professeur Lefort, pourquoi n'agit-il pas également dans tous les cas?

..... L'enfant est plus épargné que l'adulte et le vieillard....Pourquoi les germes agiraient-ils plutôt dans les plaies profondes que dans celles qui sont superficielles ? M. le professeur Lefort n'admet pas la théorie des germes dans ce qu'elle a de trop absolu ; il ne l'accepte que dans ses rapports avec les phénomènes de putréfaction et de fermentation, et nous terminons cette question encore pleine d'obscurités, en nous permettant de nous ranger à sa manière de voir.

Cette théorie mixte rapprochée des idées de Chauveau, nous porte à conclure que toutes les parties du pansement au baume dans leurs actions particulières et distinctes sont également nécessaires, et c'est en cela que notre topique devient sinon plus efficace, au moins plus complet que les autres.

Nous arrivons ainsi au terme de notre exposition théorique. Nous avons successivement démontré comment *l'alcool modifiait les globules du pus*, comment les résines *dissolvaient et diminuaient à la fois le produit solide de la suppuration*, comment les *gommes et mucilages servaient à former un gâteau compacte, impénétrable à l'air*, et constituaient ainsi un pansement par occlusion; comment enfin *les essences des huiles éthérées excitaient la vitalité des tissus* et *environnaient le pansement d'une atmosphère aromatique et antiseptique*.

Reste à donner maintenant à cette partie théorique, son corollaire de faits cliniques, et de pouvoir dire avec Hippocrate, *facta potentiora verbis*.

Obs. I. — Fracture avec écrasement des doigts. — Extraction des esquilles; désarticulation de la phalange du médium. — Guérison rapide.

Pierre Lequellec, 36 ans, maître d'équipage à bord de l'*Indus*, arrive à l'Hôtel-Dieu de Marseille, le 22 mars 1876.

Dans une manœuvre pour virer les ancres, cet homme vient de perdre son index, son médius, son annulaire presque entièrement écrasés par la barre de guindeau. Le malade arrivant après la visite vers une heure de l'après-midi, nous procédons nous-même au pansement. Presque pas d'hémorrhagie actuelle; la phalange de l'index irrégulièrement brisée, est réséquée vers le tiers inférieur, et tant bien que mal nous tâchons d'avoir un lambeau qui est maintenu au contact par des bandelettes de diachylon; la phalange du médius étant brisée longitudinalement jusque dans l'articulation, nous nous déterminons à désarticuler et à former ensuite un lambeau assujetti au contact par des bandelettes de diachylon. La phalange de l'annulaire est réséquée comme celle de l'index et soumise au même pansement. Sur le tout, nous plaçons des plumasseaux très-épais de charpie, entièrement imbibés de baume du Commandeur, que nous maintenons par une sorte de gantelet, sans serrer. Cet homme, comme la plupart des marins, très-dur, très-courageux, déclare alors qu'il est venu seulement pour se faire panser, et retourne chez lui.

L'accident étant arrivé vers sept heures du matin, il commençait à souffrir beaucoup à son arrivée à l'Hôtel-Dieu. Le moment où le baume atteignit les plaies produisit une vive cuisson qui, du reste, s'était calmée avant qu'il quittât la salle du pansement. Il s'en retourne donc selon son désir, et nous lui recommandons d'imbiber son pansement trois fois par jour, comme nous venions de le faire nous-même, et de ne pas y toucher davantage. Nous lui conseillons de revenir le surlendemain.

Au jour dit, il vient à huit heures du matin pour l'heure de la visite du Dr Combalat, qui examine les plaies, et les trouvant dans d'excellentes conditions, ordonne de refaire le même pansement. Le malade avait mangé, dormi, et même surveillé le travail du bord, sans qu'il se produisît ni fièvre, ni suppuration : le produit de sécrétion était presque transparent; la face externe du pansement est enduite d'une pellicule blanchâtre, luisante, souple, sans doute provenant de l'albumine coagulée.

Cet homme déclara encore que son poste à bord de son navire étant très-avantageux, qu'ayant des enfants, etc., il entendait partir deux jours après pour Alexandrie. Du reste, ajouta-t-il, je n'ai rien à faire de mes mains, je dois seulement commander les hommes. Et il partit, malgré toutes les observations qui lui furent faites.

A son retour, vingt-deux jours après, ce maître d'équipage revient de nouveau ; le pansement n'avait pas été changé depuis son départ ; seulement, trois fois par jour il avait eu soin, d'après nos recommandations, d'imbiber entièrement son pansement. L'annulaire et l'index sont cicatrisés, le lambeau du médius donne encore un peu de sécrétion. Le travail de réparation s'était donc effectué à la mer, sans suppuration, sans aucune complication. Le malade nous dit n'avoir éprouvé ni douleur, ni fièvre, durant toute la traversée.

Nous ne croyons pas qu'un chirurgien dans un cas d'amputation de trois doigts puisse obtenir une guérison plus rapide avec un pansement aussi simple.

Ici toutefois, nous éprouvons le besoin de répondre

à une objection que M. le professeur Pozzi a faite également au pansement de Lister.

Une partie de ces plaies, nous direz-vous, s'est guérie par première intention; vous avez eu soin d'obtenir autant que possible un affrontement des lambeaux régularisés, et c'est bien plus à cet affrontement méthodique des surfaces traumatiques, qu'il faut attribuer la réunion rapide des lambeaux et leur prompte guérison qu'à l'effet curatif ou protecteur du pansement. Sans contester cette manière de voir, nous nous contentons, dans les observations qui vont suivre, de montrer l'effet du pansement dans les plaies — *qu'on ne peut pas fermer*.

Nous avons dit dans l'observation précédente que Lequellec n'avait eu ni fièvre ni suppuration au cours de la cicatrisation de ses plaies. Voici une observation que je dois à l'obligeance de M. le Dr Vidal, alors chef de clinique du professeur Combalat, et actuellement chirurgien des hôpitaux de Marseille. Elle démontre par le pouls et la température l'absence de la fièvre dans un cas analogue.

Observation II.

Ghen Brow, matelot, 41 ans, à bord du navire anglais X... Entre le 29 août 1876, salle Moulaud, service de la clinique chirurgicale du professeur Combalat, sorti le 19 novembre 1876. Guéri.

Le 29 août en tournant à la grue à vapeur, l'amarre a glissé et l'a entraîné. Dans un mouvement fait pour se soustraire à cet entraînement, il saisit la roue d'engrenage où sa main est prise.

Etat actuel. Ecrasement de la phalangine et de la phalangette du médius droit. Fracture comminutive de l'annulaire droit. Plaies contuses du petit doigt et de l'index du même côté. Pansement au Baume du Commandeur.

Le 30. P. 68. T. 38,3. Bouillon et soupes. On ne touche pas au pansement. Soir, P. 56. T. 38,9.

Le 31. P. 48. T. 37,8. A bien dormi, langue bonne, on ne touche pas au pansement. Soir, P. 36. T. 38.

Le 1er septembre. P. 46. T. 37,8. Désarticulation du médius. Bandelettes de diachylon, et pansement au baume du Commandeur. Soir, P. 68. T. 38.

Le 2. P. 60. T. 38. A bien dormi. Bon appétit. Pansement non changé. Soir, P. 60. T. 38°.

Le 3. P. 60. T. 35. Soir, P. 80. T. 39,1.

Le 4. Indigestion, n'a presque pas dormi. Pansement renouvelé. Les plaies vont bien; même pansement. Soir, P. 68. T. 37,9.

Le 5. N'a pas dormi cette nuit. Pansement renouvelé, les plaies vont bien. P. 72. T. 37,7.

Le 6. P. 80. T. 38,5. A mal dormi. On ne touche pas au pansement.

Le 7 septembre. P. 100, T. 39.

Le 8. T. 37,6. P. 80.

Le 9. Sommeil bon, appétit revenu; P. 80, T. 37,4. Renouvellement du pansement. Les plaies ont bon aspect. Extraction de la phalangette de l'index qui s'est nécrosée. Même pansement au baume du Commandeur.

Le 11. Etat général et local excellents.

Le 15. Renouvellement du pansement. Les plaies bourgeonnent bien.

Le 19 novembre. Exeat, complétement guéri.

Cette observation, curieuse à plus d'un titre, démontre, d'une part, la réaction inflammatoire presque nulle en présence de désordres très-graves; l'absence de fièvre traumatique. L'action du remède soutient le bourgeonnement régulier de la plaie, tandis que le malade subit, dans son état général, l'effet de troubles digestifs, fièvre, insomnie, inappétence, etc. La désarticulation du médius ne donne lieu qu'à une réaction insignifiante, presque aussitôt calmée.

Obs. III. — Plaie contuse du cou-de-pied. — Ouverture de l'articulation tibio-tarsienne. — Guérison rapide par le pansement au baume.

G... Giuseppe, Piémontais, âgé de 42 ans, charretier, entre à l'Hôtel-Dieu de Marseille, service du professeur Combalat, au n° 27 de la salle Moulaud, le 18 février 1876.

Cet homme raconte que sa voiture étant arrêtée, il eut l'imprudence de monter sur l'un des rayons de sa roue, le pied gauche fortement engagé sur ce rayon ses chevaux partant brusquement, son pied se trouve pris entre la roue et la partie inférieure de la voiture, qui est arrêtée presqu'aussitôt. Une énorme pression exercée au niveau du cou-de-pied, avait donné lieu à une plaie contuse, obliquement étendue de haut en bas et de dehors en dedans. Les parties molles se trouvaient pour ainsi dire sectionnées jusqu'aux os. Les tendons étaient presqu'entièrement coupés. Les vaisseaux déchirés, écrasés, donnaient peu de sang; enfin, l'articulation entr'ouverte apparaît au fond de cette longue plaie contuse. En attendant l'arrivée du chef de service, le pied est placé dans une gouttière et soumis à l'irrigation continue.

Le lendemain, 19 février, le professeur Combalat constate l'étendue des désordres, et avant de se déterminer à amputer, il tente le pansement au Baume du Commandeur. Après 'l'application d'une forte couche de plumasseaux de charpie, on imbibe largement le pansement de teinture balsamique.

Déjà une fièvre ardente s'était déclarée et la partie était très-sensible; le contact du Baume détermina une vive douleur calmée, du reste, au bout de quelques minutes.

Le pansement fut renouvelé tous les deux jours, dans la première quinzaine, et chaque fois le chirurgien prit soin d'exciser à mesure les tendons et ligaments exfoliés; la nécrose complète des tendons et ligaments acheva d'entr'ouvrir l'articulation qu'on aperçut bourgeonnant dans toute son étendue. Sécrétion relativement abondante, très-liquide, et quasi transparente ; face interne du pansement enduite d'une couche épaisse, blanchâtre, d'albumine coagulée. Pas de phénomènes généraux ; appétit conservé ; sommeil passable.

Le 7 mars, le bourgeonnement de la plaie dans l'articulation est très-actif; les deux surfaces ont commencé à se réunir du fond à la superficie ; et la sécrétion va toujours en dimiuuant. On se contente alors de renouveler le pansement tous les cinq jours.

Le 5 avril, une cicatrice extérieure très-épaisse fermait entièrement cette énorme plaie. Le pied de cet homme était sauvé.

Le 22, il demandait son exeat entièrement guéri.

Cette plaie articulaire si considérable a bourgeonné, s'est réunie, et s'est cicatrisée, de la manière la plus simple et la plus rapide que l'on puisse désirer.

Le pansement au baume a évidemment conjuré ici, le péril d'une arthrite suppurée, et d'une amputation inévitable.

Observation IV.

Obs. IV. — Vincent Mivelli, Napolitain, couché au n° 10 de la salle Saint-Eugène, hôpital de la Conception de Marseille, service du Dr Villeneuve. Ce malade convalescent a la variole, des plaies énormes s'étendant depuis l'espace intermalléolaire jusqu'aux extrémités des doigts. Ces plaies avaient débuté par de petits abcès sous-épidermiques qui ne sont pas rares dans la période de convalescence de la petite vérole. Le pus de ces abcès avait fusé, produit des décollements énormes, et menaçait d'étendre encore ses ravages.

Le 8 janvier, jour de l'entrée du malade, nous recevons l'ordre du Dr Villeneuve de le panser avec le coaltar saponiné de Lebœuf. Mais ce pansement ne semble pas parvenir à limiter l'incessante extension de la surface suppurante, non plus que l'abondance de la production du pus. Trois pansements par jour suffisaient à peine, et les pièces du pansement étaient constamment traversées par l'abondance de la suppuration. Le malade tombait peu à peu dans l'épuisement et les voisins étaient très-incommodés de l'odeur infecte que répandait ses plaies. A chaque mouvement, à chaque pansement le patient poussait des cris; son appétit et son sommeil se trouvant très-entravés, nous sollicitons de M. le chef de service la permission d'essayer le baume du Commandeur, que nous avions vu déjà si bien réussir dans des cas analogues. A titre d'essai, le pied droit, qui semblait le plus malade, fut traité par le baume, tandis que nous continuions à gauche le pansement au coaltar.

Ce fut le 19 au matin que nous fîmes le premier pansement au baume du Commandeur. Après avoir détergé soigneusement cette plaie fongueuse et pâle, avec de l'eau alcoolisée au tiers, nous appliquons les plumasseaux de charpie en quantité considérable, de telle sorte qu'il ne fallut pas moins d'un flacon de 120 grammes de baume. Au moment de l'application la douleur fut très-vive; elle dura dix minutes environ, puis disparut pour toujours.

Le lendemain même le malade accusa un soulagement, un bien-être extraordinaire.

Nous insistons à dessein sur ce manuel opératoire, car l'action du baume étant complexe, tous ces détails sont loin d'être inutiles. L'épaisseur de la couche des plumasseaux imbibés et collés par les gommes et en nucilages isolent absolument la partie malade. L'air extérieur avec tous ses miasmes ne saurait y pénétrer, et au-dessous l'alcool et les résines exercent leur action spéciale toute différente sur les globules du pus. On conçoit dès lors qu'il faut serrer très-peu les bandes qui maintiennent la charpie, de manière que le baume soit là en quantité aussi considérable que possible.

Revenons à notre malade. Le lendemain 20, le chirurgien constate une diminution énorme de la suppuration à droite, bien que le pansement de ce côté eût été laissé intact la veille. En comprimant un peu, il s'écoula environ une quinzaine de grammes d'un liquide louche, analogue à de l'eau de riz, et ne contenant que des granulations extrêmement petites. On enleva le pansement, la plaie était déjà moins fongueuse, les bourgeons s'étant comme retractés, étaient devenus plus rouges. Le malade témoignait une grande satisfaction de son nouveau pansement, et demandait instamment qu'on fît de même pour le pied gauche, ce qui lui fut accordé.

Dès lors, l'odeur fétide de la suppuration fut presque aussitôt supprimée, au grand contentement des voisins de lit de cet homme; le sommeil et l'appétit, revinrent graduellement, et la plaie marcha vite vers sa guérison.

Chaque matin, pendant huit jours, et sans changer le pansement, nous versions environ 60 grammes de baume sur chacun de ses pieds. Au bout de ce temps, le pansement ayant été relevé, le chirurgien put constater avec plaisir l'étendue de la nouvelle cicatrice, qui s'était produite pendant si peu de temps. Il s'était même formé au milieu de la surface bourgeonnante, des espèces d'îlots cicatriciels, qui hâtèrent d'autant le travail de réparation. Les bourgeons charnus étaient petits, serrés et suintaient fort peu.

Le malade sortit enfin le 26 février, parfaitement guéri.

On voit, par cette dernière observation, que le baume du Commandeur a la propriété d'être antiseptique, et on peut même ajouter, d'être désinfectant, car il substitue à la fétidité de la putréfaction, l'odeur rès-suave des diverses substances qui le composent. Nous ferons encore remarquer la diminution extraordinaire de la suppuration, qui suivit immédiatement le premier pansement, enfin la diminution très-marquée du symptôme douleur.

Enfin, voici une observation recueillie par mon cousin, M. le Dr Lamarre, chirurgien de l'hôpital de Saint-Germain en Laye, ancien interne des hôpitaux de Paris, qui nous fournira un exemple remarquable de la propriété désinfectante du médicament que nous préconisons.

Le 8 décembre 1878, le militaire Coutter (Matthieu), du 11e chassseur, voulant se suicider, se tire un coup de chassepot sous le menton. La balle enlève toute la portion transversale gauche du maxillaire inférieur, fracture comminutivement le maxillaire supérieur, dont elle enlève la paroi antérieure. Le délabrement des parties molles était tel qu'il ne fut pas possible de songer à maintenir, par des points de suture, les lambeaux de cette énorme plaie. L'hémorrhagie étant abondante, on bourre la plaie avec de la charpie imbibée de teinture d'arnica pure. Six heures après, l'hémorrhagie paraissant arrêtée, on ne touche pas au pansement. Le malade ne pouvant boire qu'avec la plus grande difficulté et ses souffrances étant intolérables, on lui fait une injection sous-cutanée de morphine.

Le lendemain, pansement renouvelé avec arnica 2/3, eau 1/3. Le troisième et le quatrième jour même pansement. Le troisième jour peu d'odeur, mais le quatrième, l'odeur qui s'exhale de la plaie devient tellement fétide, que l'extérieur du pansement est largement arrosé d'une forte solution d'acide phénique. Une injection phéniquée fut poussée dans les anfractuosités et, la charpie imbibée dans la solution d'arnica, est réappliquée.

Le cinquième jour l'odeur est intolérable, et on est forcé d'isoler le malade dans une chambre. Sur notre demande, le Dr Lamarre veut bien modifier le traitement de la façon suivante : la plaie lavée avec de l'eau simple est remplie de charpie imbibée de baume du Commandeur. Même pansement le soir. Dès le lendemain l'odeur est beaucoup moins forte, et elle disparaît assez complétement après trois jours du même traitement, pour qu'on puisse réintégrer le malade dans la salle commune.

Le onzième jour, c'est-à-dire six jours après l'application du baume du Commandeur, répétée matin et soir, il n'y a plus la moindre odeur.

Malgré l'insuffisance de l'alimentation, qui est très-difficile, la cicatrisation a marché rapidement et la plaie est fermée aujourd'hui. Il ne reste plus qu'à faire une autoplastie, dans quelques semaines, pour diminuer la difformité repoussante, qui est la conséquence fatale d'une aussi grande perte de substance.

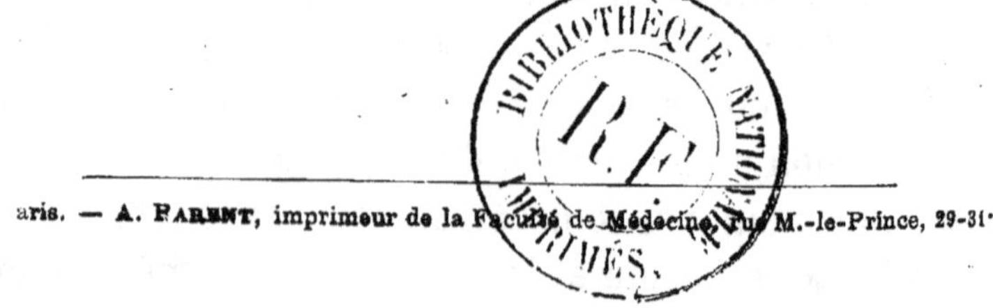

aris. — A. Parent, imprimeur de la Faculté de Médecine, r. M.-le-Prince, 29-31.

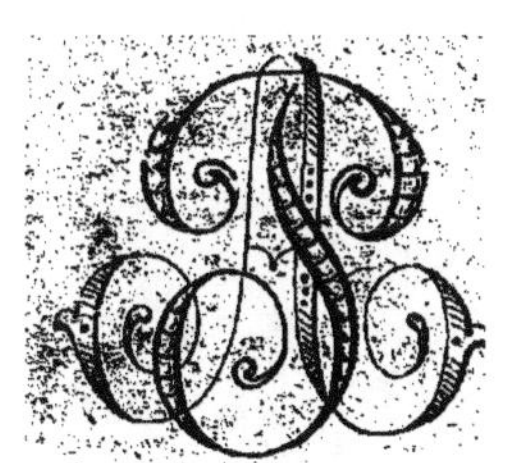

www.ingramcontent.com/pod-product-compliance
Lightning Source LLC
LaVergne TN
LVHW050501160826
845677LV00003B/875
9782329656946